U0279502

馆史钩沉

图说上海中医药博物馆

主编·李　赣

副主编·全　瑾

绘画·罗希贤　董林祥

上海科学技术出版社

图书在版编目（CIP）数据

馆史钩沉 : 图说上海中医药博物馆 / 李赣主编. --
上海 : 上海科学技术出版社，2023.8
ISBN 978-7-5478-6238-4

Ⅰ. ①馆… Ⅱ. ①李… Ⅲ. ①中国医药学－医学史－
博物馆－上海－图解 Ⅳ. ①R-092

中国国家版本馆CIP数据核字(2023)第120030号

_____

馆史钩沉——图说上海中医药博物馆

主　编　李　赣
副主编　仝　瑾
绘　画　罗希贤　董林祥

上海世纪出版（集团）有限公司
上 海 科 学 技 术 出 版 社 　出版、发行
（上海市闵行区号景路159弄A座9F-10F）
邮政编码201101　www.sstp.cn
上海颛辉印刷厂有限公司印刷
开本　787×1092　1/32　印张 3.75
字数　75千字
2023年8月第1版　2023年8月第1次印刷
ISBN 978-7-5478-6238-4 / K·52
定价：78.00元

_____

内容提要

1938 年 7 月，中国最早的医学史博物馆——中华医学会医史博物馆创建，创办人是中国著名医史学家王吉民先生。博物馆的诞生是以中国学者为代表的中国人民爱国自强的产物。

本书以中国传统连环画的方式，勾勒出上海中医药博物馆/中华医学会医史博物馆的创立、发展脉络，展示博物馆 80 多年的发展探索和取得的成绩。

编委会
名单

编写说明

池浜开馆露初容，三徙张江智创城。里外杏荫观杏展，万千文物透春风。1938年7月，上海池浜路41号，中国第一家医学史博物馆——中华医学会医史博物馆诞生了，创办人是中国著名医史学家王吉民先生。博物馆的创立在旧中国起到了唤醒民族觉悟和振奋爱国情怀的作用，它是以中国学者为代表的中国人民爱国自强的产物，是一个国家、一个民族的历史文化面貌与精神灵魂的生动体现。

历史的脚步清晰凝重，文化的传承绵延不息。博物馆的建立，不仅在中医药文物的收藏保护方面有着重要的意义，而且在医学教育、文化教育、爱国主义教育、科学知识普及等方面起着积极作用。如今，博物馆已走过80多年的发展历程。抚今追昔，博物馆经历了不同时期的馆址变迁、馆名变更，历经八十载风雨砥砺，有创业中的举步维艰，有奋进中的探索思考，有喜悦中的跨越发展。回眸昨日，枝叶繁茂，基石稳固，未来更美。

八秩奋斗，续写华章。本书通过一幅幅图片、一幕幕往事，回顾了博物馆80年的发展探索和取得的成绩。不由引起我们对过去岁月的思念，对我们先辈们的崇敬，更为我们拥有中医药这一伟大的医药文化瑰宝而自豪。经过一代代博物馆人的默默耕耘和不懈努力，如今的博物馆扎根海上，享誉全国，名扬海外。凡是过往，皆为序章。今天，站在新时代新的历史起点，面对新的使命和挑战，我们将铭记先贤筚路蓝缕、栉风沐雨，高擎振兴中华文化之大志，打造特色，创建精品，续写辉煌篇章！

李 赣

2023 年 6 月

1 上海中医药博物馆成立于 2003 年，前身是创建于 1938 年的中华医学会医史博物馆，中华医学会医史博物馆是我国最早建立的医学类主题博物馆。目前上海中医药博物馆建筑面积 6 314 m^2，展览面积 4 050 m^2。馆藏有中医药文物 14 000 多件，古今医籍 6 000 多册，医药期刊 3 000 多册，其中民国时期稀见中医药刊物近 400 种，基本涵盖当时全国所有发行的中医药期刊。博物馆展厅基本陈列分原始医疗活动、古代医卫遗存、历代医事管理、历代医学荟萃、养生文化撷英、近代海上中医、本草方剂鉴赏、当代岐黄新貌八个专题，反映我国 5 000 年来中医药学发展的重要史实和主要成就，在医学史教学、普及医学知识、促进中外医学交流等方面发挥重要作用。博物馆弘扬中医药文化，普及中医药科学知识，反映中医药学从形成到繁荣、从继承到创新的轨迹，是博大精深的中医药学和中医药文化的缩影。

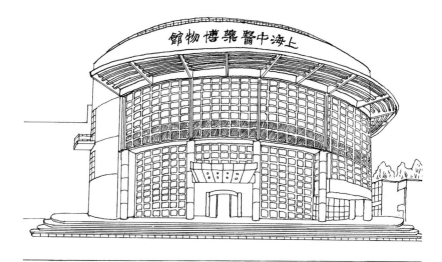

2博物馆的创办缘由要从一本全英文的《中国医史》说起。这本《中国医史》有两位作者，王吉民和伍连德。

王吉民（1889—1972），又名嘉祥，号芸心，广东东莞人。他出生于传教士家庭，曾先后任外轮公司船医、沪杭甬铁路管理局总医官、浙江邮政管理局医官，同时在杭州开业执医。1937年，王吉民在上海协助筹建中华医学会新会址，被选任中华医学会副会长。同年，中华医学会第四届代表大会期间，医史委员会改组为中华医史学会，王吉民任首届会长。翌年7月，中国第一家医学史专业博物馆——中华医学会医史博物馆在上海建成，王吉民担任馆长。抗日战争期间，医学会负责人陆续离沪，会务主要由王吉民和富文寿负责，直到抗日战争胜利。

伍连德（1879—1960），字联星，祖籍广东新宁（今台山），马来亚槟榔屿（今属马来西亚）华侨。伍连德指挥扑灭了1910年的东北鼠疫，之后又多次组织扑灭在东北及上海等地暴发的肺鼠疫和霍乱，为中国的卫生防疫事业做出了巨大贡献。1915年，他与颜福庆等发起建立中华医学会，并任第二、第三届会长。在华30年间，伍连德先后创建20多所医院和医学院，培养出一批医学人才。

1935年诺贝尔生理学或医学奖评选时，在候选人名单中，伍连德（Lien-Teh Wu）的名字赫然在列，成为了世界首位华人诺贝尔奖候选人。

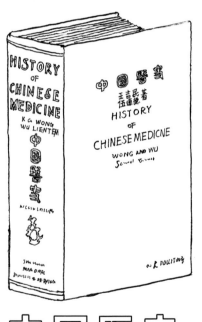

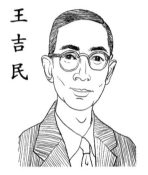

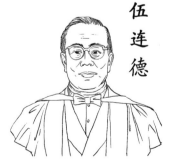

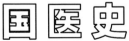

3 博物馆的建立源于王吉民与伍连德的《中国医史》，那么两人又为什么撰写此书呢？

这便要提到1914年美国医史学家嘉立森（Garrison）编写的《医学史》。这本书概述了世界医学的发展，全书近700页，其中涉及中国医学的内容却只有半页，而且存在不少错误。嘉立森评价："中国医学是完全静止的，如果我们一直到现在还受中世纪思想的指导，我们的医学可能也会和中国的一样。他们的作品很多，但是没有哪怕一丁点的科学价值……"

伍连德得知此事后，写信给该书作者质询：何以对中国医学介绍得如此微少而又做出不正确评价？

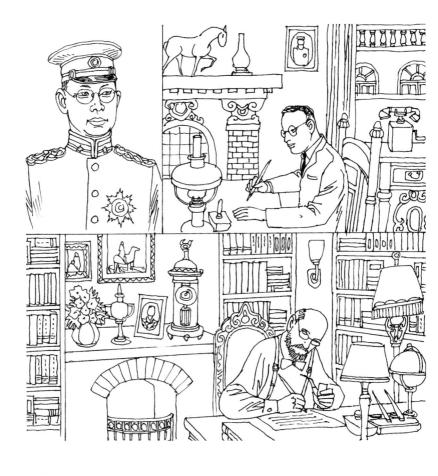

4 收到伍连德的信件后，嘉立森回信道："中医或有所长，顾未见有以西文述之者，区区半页之资料，犹属外人之作，参考无从，遂难立说，简略而误，非余之咎。"

中医既然有它的价值，为什么不向世人介绍？嘉立森的这番话激发了伍连德撰写中国医史的想法，他立刻将回信告诉了王吉民。当时王吉民才 20 多岁，担任沪杭甬铁路管理局总医官，得知此事后，便和好友伍连德联手合作，以"保存国粹，矫正外论"为初衷，用英文写成《中国医史》(*History of Chinese Medicine*)。

1929 年，嘉立森的《医学史》第 4 版中，有关中国医学的内容已经增至整整 4 页，除了提到《神农本草经》《黄帝内经》和《本草纲目》等中国古典医学著作外，还增加了中国医学在 20 世纪初发生的一些重大事件。文中有四次提到了伍连德的名字，还引用了伍连德 1916 年发表在《中华医学杂志》上的一篇关于控制鼠疫流行的文章。

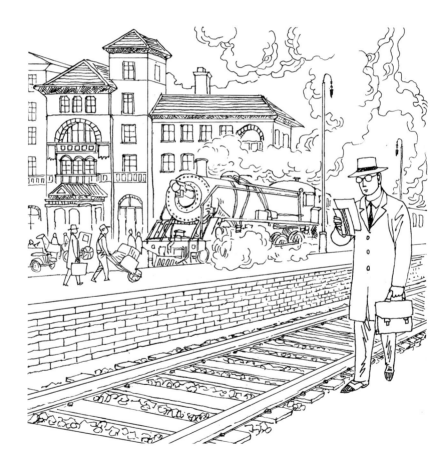

5 《中国医史》全书分为上篇和下篇，上篇约占 1/4，由王吉民撰写；下篇约占 3/4，由伍连德起草。

上篇分四个时期重点介绍了中医的进化和发展，分别为古代或传说时期（Ancient or Legendary Period，公元前 2697—前 1122 年）、有历史记载的或黄金时期（Historical or Golden Period，公元前 1121—960 年）、中世纪或争鸣时期（Medieval or Controversial Period，961—1800 年）、现代或转折时期（Modern or Transitional Period，1801—1936 年）。下篇则重点介绍了西医传入中国的进程，自 1800 年起，西医与中国的早期接触、教会行医、设立医院、推广医学教育、治理黑死病、海港检疫等。文中引用了诸多第一手史料，对西医在我国逐步成长的历史做了较为翔实的记载，留下了不可或缺的重要医史资料。

该书向世界介绍了中国传统医学的历史成就，维护了中医的地位和尊严，同时也提出中医与西医是研究同一目标的两个不同学术体系，既要保持传统，又要科学现代化发展。

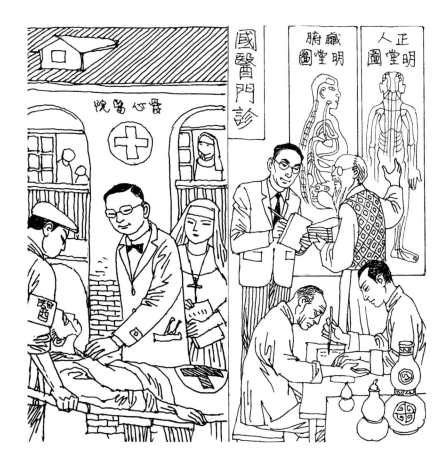

6 王吉民和伍连德写成《中国医史》非常不容易，遇到重重困难。撰写期间，他们四处奔走，广泛搜集历代医史资料，查阅典籍，潜心整理研究。

伍连德在《中国医史》第一版序言中说："我们只能找到极为稀少的信息碎片。我们不得不查阅和梳理广泛散布在几个国家用多种语言写成的无数杂志、书籍、报告等，并对所需信息进行仔细审查。"

从 1915 年王吉民和伍连德萌生写书的初心开始，耗时多年，直到 1932 年才编写成书。

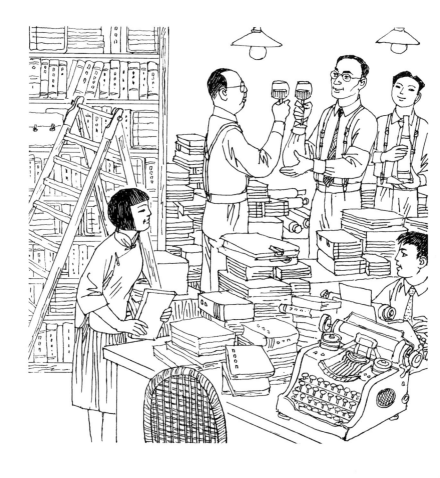

7 经过两位先生的不懈努力，《中国医史》终于在 1932 年由天津印字馆出版。后经过修订完善，1936 年由上海全国海港检疫管理处再版。2009 年，根据王吉民之女王慕兰女士提供的 1936 年版本为底本，由上海辞书出版社重新影印出版，韩启德院士在这一版《中国医史》的序言中说道："回溯医学史，就是对医学价值的精神回归。"

《中国医史》的出版，不仅填补了中国医学对外交流的空白，而且更让世界对中医药有了基本和系统的认识，在世界医学史上留下浓墨重彩的一笔，迄今仍被许多国外知名图书馆收藏。英国科技史学家李约瑟博士在《美国中医》杂志上发表文章赞扬此书"几乎是西方医学史家所知道的唯一的书"。

《中国医史》一书影响深远，2000 年由卫生部组织修撰，人民卫生出版社出版的《中国医学通史》，其中原始资料大多源于王伍二人的《中国医史》原书。

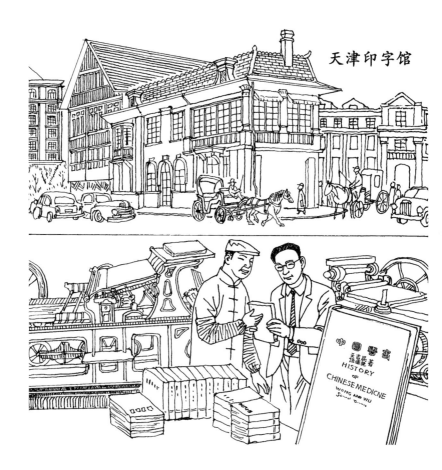

8《中国医史》成书的过程，让王吉民意识到研究医学史的重要性，尤其是通过研究中国医学史，发扬祖国传统医学。

1937年4月，中华医学会第四届代表大会在上海召开。大会有建议将各分会升为独立学会，于是医史委员会重新改组为中华医史学会，同时仍为中华医学会的医史分组，王吉民被推选为会长。1940年12月，中华医学会加入国际医史学会，成为会员之一，并于执行委员会中列席。

中华医史学会成立初期通过了6条建议：① 搜集有关医史之材料。② 发行医史杂志。③ 翻译中医典籍。④ 刊行会员医史著作。⑤ 建立中医图书馆。⑥ 筹设医史博物馆。其中所提及的医史博物馆便是后来的上海中医药博物馆。

在这次大会期间，王吉民组织举办了医史文献展览会，由中华医学会拨款300元，作为购置大会时医史展览物品的经费。此次医史文献展览会被看作是中华医史学会成立5年间最值得纪念的事迹。

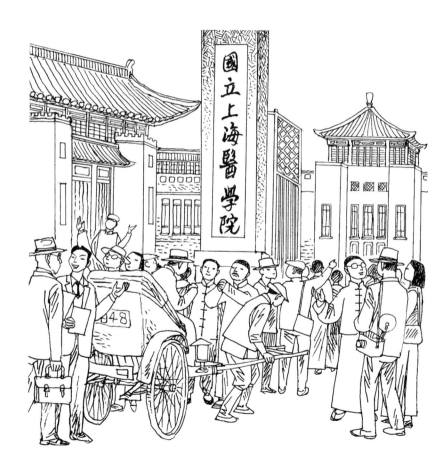

9 医史文献展览会在枫林桥的国立上海医学院松德堂内举办，经过多位中医人、各地收藏家 30 余人共同合作，搜罗全国及各国的宝贵文献，所陈列的物品达千余种，主要分为四类。① 图书类：史传、目录、译著、期刊、珍籍。② 画像类：名医肖像、医事图书、表册。③ 物品类：外科仪器、针灸器具、内科用具、药用器皿、雕刻塑像。④ 医俗类：医药神像、神马、仙方、符咒及其他。

展览会上珍品众多，其中有德、法、英、美、日等国学者研究中医中药的巨著数十种，并且都增加了中文提要说明，如 1735 年法译《脉决》及各国译本的《本草纲目》，1882 年创刊的中文《西医新报》，1905 年出版的中医最早的杂志《医学报》；名画如故宫博物院藏的宋李唐《灸艾图》，天津达仁堂主人所藏的医药祖师图，平时不轻易示人的物品，均在此次展览会上陈列。

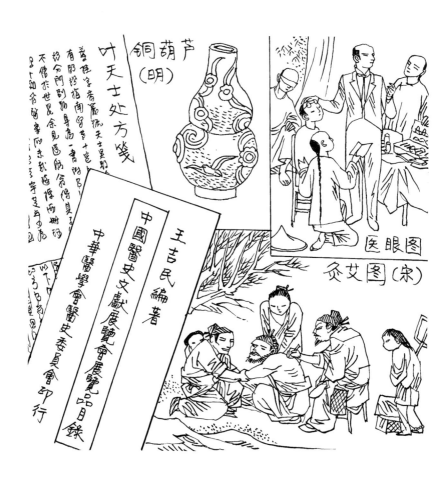

铜葫芦（明）

叶天士处方笺

医眼图

灸艾图（宋）

王吉民编著

中國醫史文獻展覽會展覽品目錄

中國醫史文獻展覽會展覽品目錄

中華醫學會醫史委員會印行

10 1937年4月7日，《申报》刊登了医史文献展览会的报道，并公布展览会将在4月7日下午2点至4点及4月8日上午9点至12点，向公众开放，邀请社会人士参观。

得知此消息之后，社会各界前往参观的人络绎不绝，中医界人士尤为踊跃，到会参观者有三四千人之多。

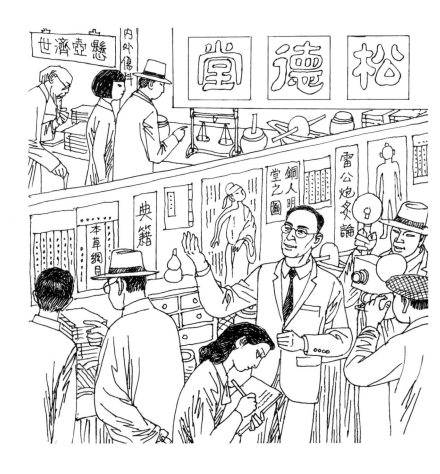

11 除了举办医史文献展览会外，王吉民还在中华医史学会第四届第一次全体会议上，做了题为《组织中华医史博物馆之建议》的演讲。他明确了博物馆保存、研究、教育的三大职能，并提出以此次医史文献展览会所搜集的展品为起点，往后每年由医史学会指定的款项，随时收购。他坚信五年十载之后，此馆成绩一定相当可观。

中华医史博物馆选址上海，也是经过了王吉民的一番考量。他认为中华医学会的会员多达三千人，各地分会有数十余，遍布全国各个省市，非常便于搜集资料。而上海，交通便利，职员也多，便于管理，参观及研究都很方便。

中华医学会医史博物馆便由此孕育而生。

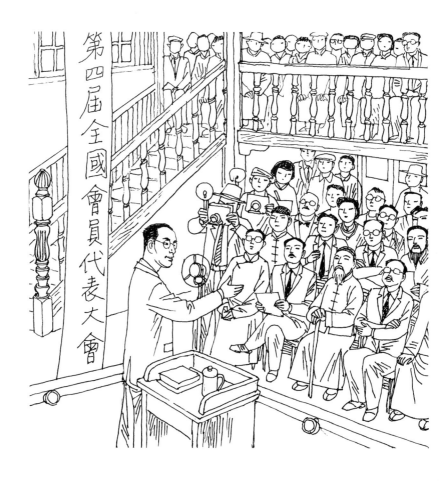

12 1937年4月，医史文献展览会闭幕，归还了部分借展物品后，剩余的物品便成了博物馆藏品的核心，随后博物馆又得到各方的捐赠、借用以及零星添购。1938年7月，中国第一家医史博物馆正式对外开放。博物馆刚成立的时候有陈列品约400件，包括医事图画、手笔、明堂图表、书法、印章、名医肖像、仙方、药神、各种药瓶、铜器、象牙雕刻、医药用具、外科器械，以及其他艺术物品等。

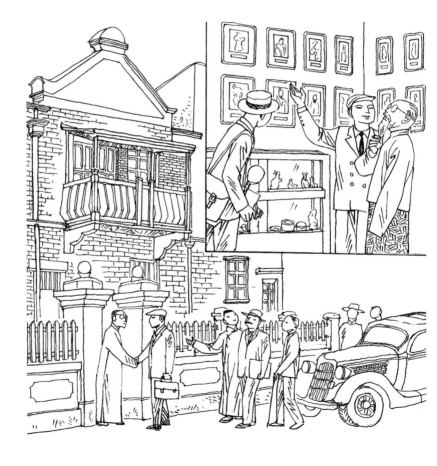

13 1937年"八一三"事变后，上海处于日本侵略军战火的严重威胁之中，环境恶劣。1941年太平洋战争爆发，日军进驻租界，上海被日本人控制，中华医学会这样的文化机构自然也成为侵略者的垂涎对象。在日军侵占上海期间，王吉民考虑到所收藏的中医学珍本与文物的安全，将它们分别转移，保存于留沪国际友人、同道、教友家中。至日本投降，这些珍贵之物均得以完好无损地保护下来。

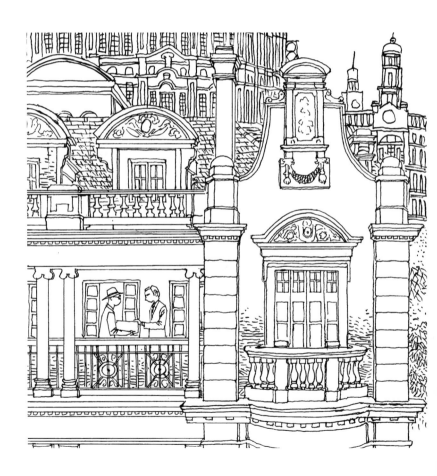

14 杭州智果寺住持清华禅师精研岐黄，一生藏书颇丰，曾编印《清华医室珍藏医书类目》，收录医书千余种，分12类，每类摘取一二种，提要钩元。1936年，禅师涅槃，遗嘱将所藏医书捐赠给图书馆，但他的裔僧欲将藏书出售，消息传出，各路书商纷纷争购。王吉民四处托人去智果寺商谈，几经周折，最终决议有价转让给中华医史学会。王吉民用伍连德捐款中的一部分购得这批藏书，有400余种，其中不乏孤本、珍本。

智果寺旧址位于杭州市西湖区葛岭路1号，现仅存寺门及几级石阶，被列为杭州市文物保护点。

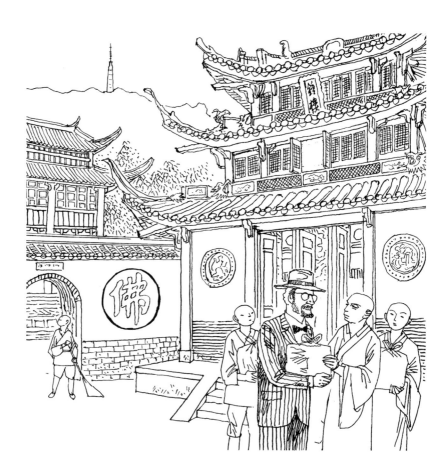

15 1942 年，王吉民冒着生命危险亲自赴杭，设法搬运清华藏书。到了杭州，鉴于当时日本人对外国人还有三分顾忌，于是他托之江大学（1952 年全国高校调整院系，之江大学各个院系分别并入同济大学、上海财经学院、浙江大学等高校）外籍教授马先生去搬运图书。马教授每日自秦望山入城，乘坐汽车，穿行于日本侵略者明晃晃的刺刀下，一车一车搬运，如此费时 1 个月，才将藏书暂存至之江大学。再以学校名义打包交转运公司寄到中华医学会，前后花费约 3 个月时间。

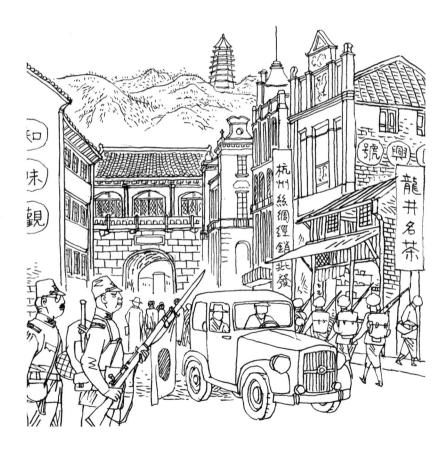

16 1943 年，王吉民与丁济民谈论起中国医史文物的相关问题，提及多年前北平（现为北京）某古董铺有一具针灸铜人，应是满族某旗家传数代的珍品。可惜当时囊中羞涩，没有足够资金为博物馆买下它。王吉民一直对此深感遗憾。丁济民（1912—1979）是江苏武进人，为江南医界宗师丁甘仁之嫡孙，家学渊源。他得知此事后，同样引以为憾，因为上海公私收藏家虽多，但未必有收藏针灸铜人的，便表示只要古董铺没有将铜人卖出去，他愿想办法出资购置。

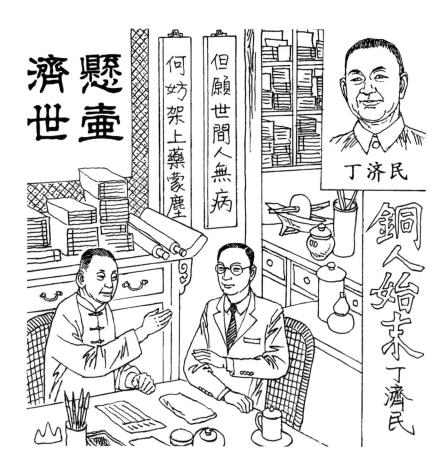

17 1944 年，王吉民写信托北平李友松医师去古董铺访购，幸而原物犹存，但因物主离开北平和售价高涨的关系，几经周折才将它买下。正值战乱，交通运输极为不便，铜人被买下后便只能暂时搁置北平。一直等到王吉民的友人王顺和先生冒着危险趁来沪之便，设法将铜人一道带来上海。

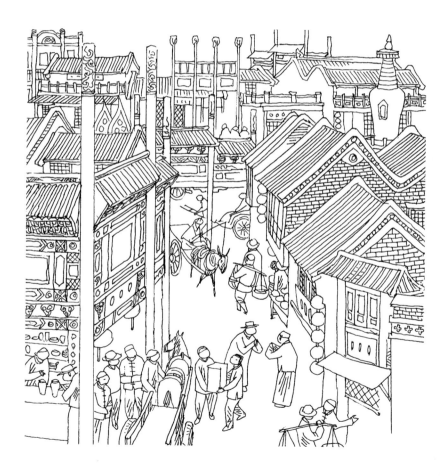

18 因战乱时期，交通格外困难，从北平到上海，一路过关涉卡，多次遇险，因种种不便，运输铜人产生的意外费用几乎超过购价，这部分支出同样由丁济民承担。事后，丁济民感慨道："这一躯并不高大的铜人，在承平时候，由平运沪，真是轻而易举之事。而在今日，觉得比搬一座大山还难。"

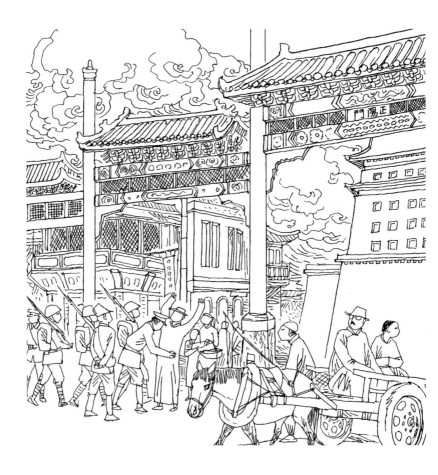

19 清乾隆针灸铜人入藏中华医学会医史博物馆,这是最好的归宿,正如丁济民先生在中华医史学会演讲"铜人始末"时所言:"始于医官院,终于博物馆。"铜人的展出,使更多大众对针灸学发展有所了解,知晓《医宗金鉴》的编写过程以及铜人背后的故事。如今,这具清乾隆针灸铜人已成为上海中医药博物馆的镇馆之宝。

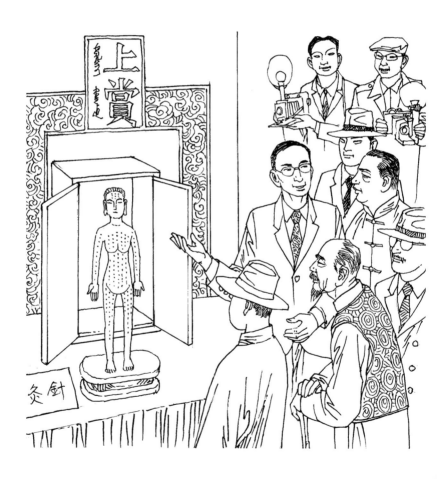

20 既然是镇馆之宝，那它有什么独特之处呢？早在清乾隆初年，太医院吴谦等人奉旨纂修《医宗金鉴》，全书共 90 卷，分为 15 个部分，采集了自春秋战国至明清历代医著精华，为一部大型综合性医书。参与修书的都是经过认真挑选而录用的精通医学、兼通文理的人员。书成之后，乾隆皇帝下令嘉奖参与编书人员，每人晋升一级，并赐针灸铜人和所修《医宗金鉴》一部。乾隆十四年（1749 年）太医院将此巨著列为医学生的教科书。入藏博物馆的铜人原为《医宗金鉴》誊录官福海之物，誊录官主要负责誊写、抄录稿件。这具铜人装于一锦盒中，黄铜质，暗铜色，高 45.8 cm，宽 22.8 cm，厚 16 cm，为一直立裸体老妇人形象。体表刻有腧穴而无腧穴名，内空而不可开合，更无脏腑诸事。

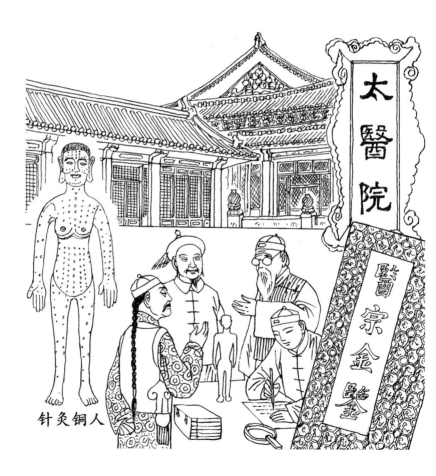

针灸铜人

041
馆史钩沉·图说上海中医药博物馆

21 清乾隆针灸铜人入藏博物馆后，引来世人关注。原来，早在北宋王惟一应诏编写《新铸铜人腧穴针灸图经》后，还主持制造了历史上最早的针灸铜人，名为天圣铜人，一座置于东京（今河南开封）相国寺仁济殿内，另一座置于医官院。铜人以成年男子为形象，与真人同等大小，内藏脏器，外壳可拆，体表刻有穴位与名称，穴位深约1.2分。铜人可作针灸教学之用，考试时将铜人体表封腊，体内注水或水银，取穴准确则针入水出，反之则无法刺入。这两具铜人直接用于医学知识的传授和演示，在我国古代针灸教育中发挥了重要作用，这是针灸史上的创举。靖康年间，金兵攻陷东京，一座铜人流落襄阳；另一座被金兵掳掠到北方后下落不明。

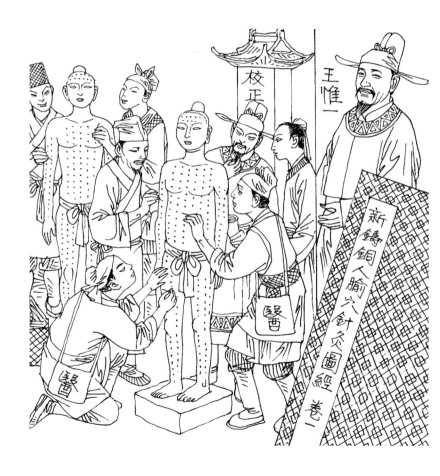

22 抗日战争时期，在王吉民和同仁们的努力下，克服战乱等困难，博物馆的藏品非但没有损失，反而日渐丰富。1946 年 12 月 12 日，中华医史学会在中华医学会大礼堂举行庆祝抗日战争胜利博物馆展览，一则庆祝抗战胜利，河山光复；二则向西方同道介绍中国医药文化，陈列展品均十分珍贵。据记录，到会者约 80 人，其中 30 余人为盟军驻沪医务人员，济济一堂，实为盛事。因这次展览会为招待盟邦英美军医的军官而设，故未公开。《医史杂志》1947 年第 1 期登载了此次特别展览会的合影。

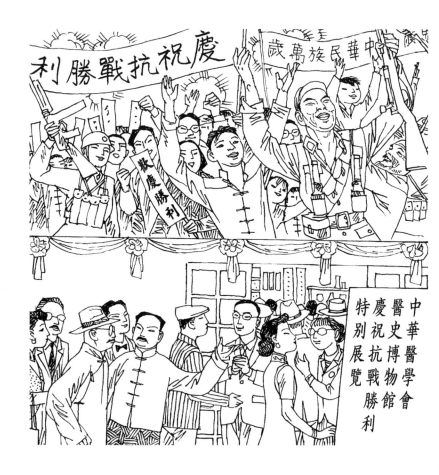

23 1947 年 12 月 20～21 日，中华医史学会与中华医学会联合举办中国医史文物展览会，展品之多，规模之大，皆远胜于前。参加此次展览会的来宾众多，包括私人医史收藏家、大学教授、艺术家、考古学家、历史学家、医校学生及中西名医等。展览品大体可以分为博物、书籍、书画三大类，博物方面，有石器、铜器、瓷器、漆器、象牙、雕刻、竹刻、木刻、丝织品及泥塑等；书籍方面，有宋元明清以来孤本珍籍；书画方面，有宋元明清以来名医、名人珍贵作品。

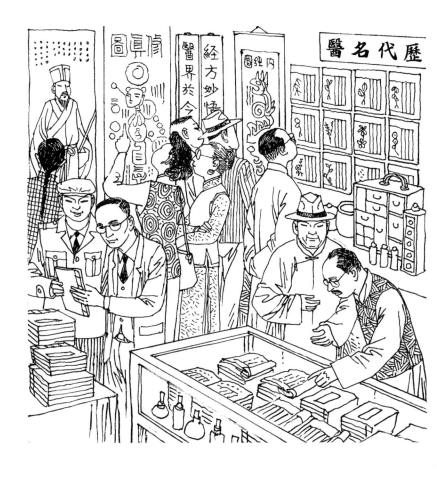

24 王吉民积极搜集医史文物，不少会员慷慨捐赠，先后征集到明清时期中药瓶、制药工具等，尤其珍贵的是前文提及的清代乾隆针灸铜人。其他还有晋代越窑青瓷"四耳药壶"、明代李濂《医史》、《本草纲目》的英文与法文节译本、清代医家书画、医学院校毕业证书、医学杂志及照片等。在王吉民的呼吁和各方支持下，博物馆藏品不断丰富。

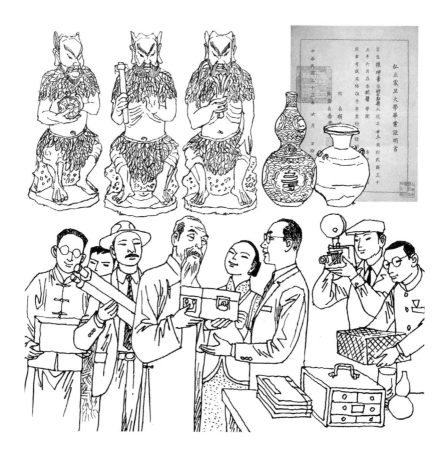

25 1954 年 2 月 19～28 日，李时珍文献展览会在中华医学会
上海分会大礼堂举行，由中华医学会上海分会、中国药学会上海分会及
中华医学会上海分会医史学会三个团体合办，专为会员展出。所展文物
分为 5 类，分别是画像图表、传记论文、《本草纲目》各种版本、《本
草纲目》各国译本及其他相关文物。展品中不乏稀有珍品，如《本草纲
目》金陵版、朝鲜米尔斯英译《本草纲目》原稿、伊博恩英译《本草纲
目》木部遗稿。最有意义的，当属李时珍的故乡及墓碑照片，为前人所
未发，意义非凡。

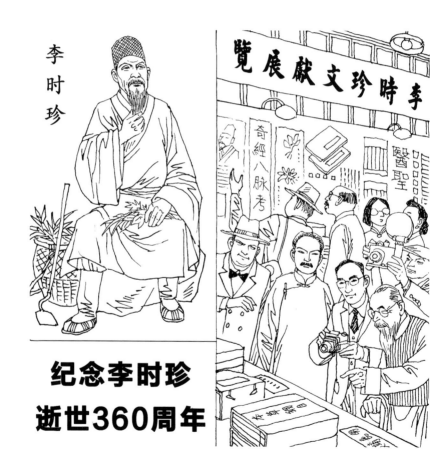

李时珍

李時珍文獻展覽

奇經八脉考

醫聖

纪念李时珍
逝世360周年

26 1950年，中华医学会总会由上海迁至北京，上海成立中华医学会上海分会，医史博物馆留在中华医学会上海分会。1956年，中华医学会上海分会搬迁到国华大楼，被安排1～3楼用房。医史博物馆在3楼，分布有博物馆办公室1间，文物陈列室5间，资料室1大间，库房1间，整修、登记文物1间。藏品增至2 229件，陈列内容改为"医学史"和"李时珍文献"两个专题陈列。

国华大楼

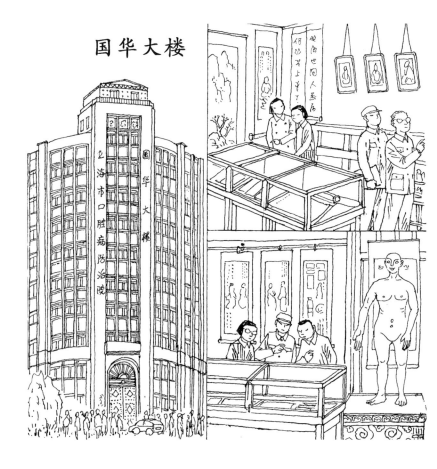

27 为征集收藏更多文物藏品，博物馆聘请了很多专家，朱孔阳便是其中的翘楚。王吉民和朱孔阳在抗日战争前已是挚友，1953 年收藏家朱孔阳应王吉民之邀正式加入中华医学会医史博物馆工作，他以独到的文物鉴赏能力和丰厚的考据学方面知识，为文物征集工作提供了坚实的保障。

朱孔阳是当代著名社会活动家、金石书画家、文物鉴赏收藏家、医史学家，1978 年被聘为上海文史馆馆员。早年投身于公益事业，同时对历代文物，既精鉴别，又富收藏。曾说："不只因为自己爱好，主要是为国家保存文物。"其发表的《历宋元明清二十余代重固名医世系考》，首次对江南何氏世医家传世系的起始年代进行考证，修正了之前何氏世医起于元代的说法。

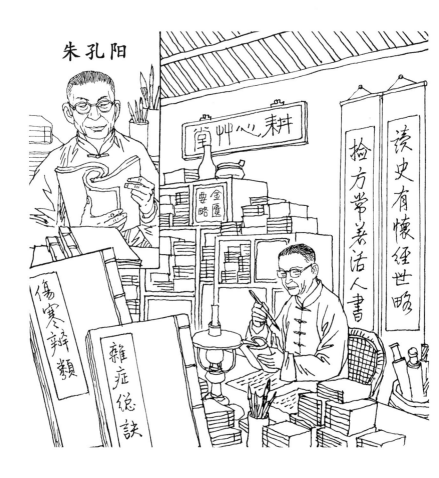

28 1939 年 11 月，《中华医学杂志》刊登徐灵胎撰写的《画眉泉记》。中华医学会医史博物馆于 1957 年向苏州市有关部门打听画眉泉旧址，都回复不知。

朱孔阳根据《画眉泉记》《乾隆苏州府志卷》《道光刊苏州府志》《宋平江城坊考》等古文献的记载线索，于 1958 年带领博物馆人员两度前往寻访，终于在江苏省苏州城外七子山东的"吴头山"，找到清代著名医家徐灵胎晚年隐居之地画眉泉旧址。继画眉泉访古以后，博物馆又陆续访得吴江徐氏的洄溪草堂、八坼的徐氏夫妇墓，亦成为医史考古的美谈。

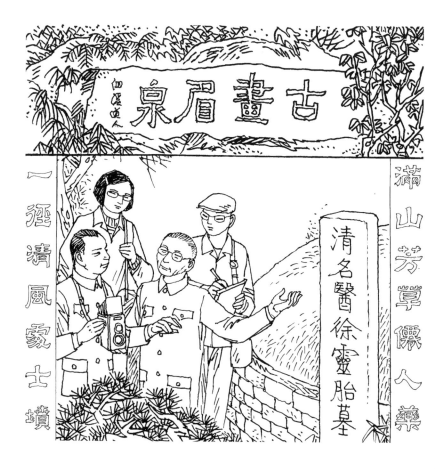

29 1959年，博物馆由中华医学会改属于上海中医学院（现上海中医药大学），整体迁址于上海中医学院（零陵路530号）内。

博物馆在学院党委的直接领导下，得到长足发展，更明确了医史博物馆辅导教学的任务。博物馆陈列室配合中国医学史教学，委托上海美术设计公司重新布置，增加陈列文物名称、版面照片、示意图、文字说明等，并将李时珍文献展览会改名为李时珍纪念室。

重新布置后的上海中医学院医史博物馆由三部分组成，陈列室、李时珍纪念室和文献资料室。

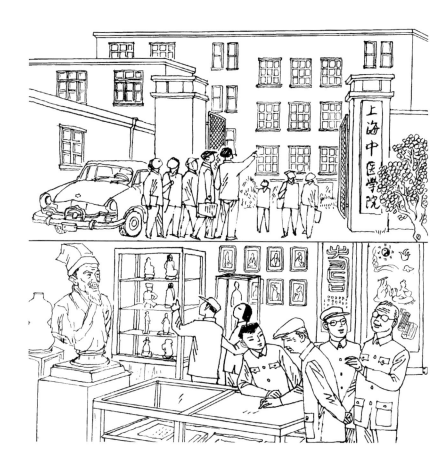

30 李约瑟博士，本名约瑟夫·尼达姆（Joseph Needham），是大家熟悉的《中国科学技术史》的作者。他曾 3 次（1946 年、1964 年、1984 年）访问医史博物馆，为博物馆签名题词。

特别是 1964 年春天的这次，他看得非常仔细，记录非常认真，还把陈列的古代外科器械照了相。为了感谢他对中国医学史的重视和宣传，医史博物馆赠给他一张明代炼丹炉的照片和一册英文版的《中国针灸史话》。

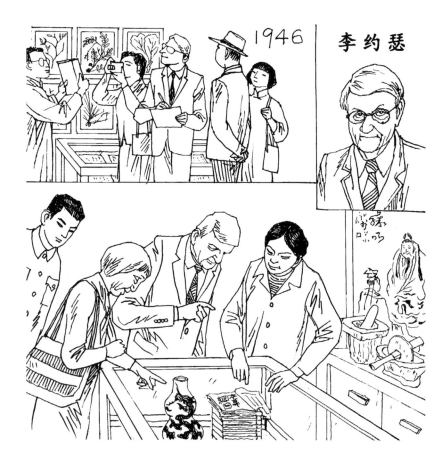

31 1966 年以后，医史博物馆也与国家命运一样遭受磨难。全馆六人，不是赋闲、退休，就是被遣离，博物馆处于无人管理状况，文物险遭破坏。后来经过多方关心，从 1966 年 7 月起上海中医学院医史博物馆及时封馆，才使这座藏珍纳宝的博物馆，在被人冷落中得以保全。

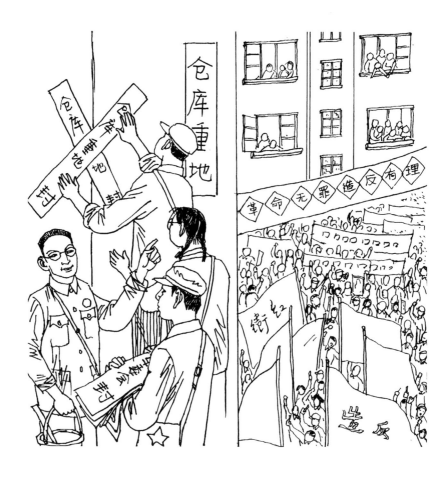

32 新中国成立后，医务人员遵照毛主席关于"古为今用，洋为中用""推陈出新"中西医结合的指示，积极发掘中医药学遗产。在群众性的推广中医针灸疗法的实践中，把针灸止痛和针灸治病的经验加以总结，大胆运用到外科手术上，成功开展了针刺麻醉。

1971年7月19日，《人民日报》头版专栏刊登《毛主席无产阶级卫生路线和科研路线的伟大胜利——我国医务工作者和科学工作者创造成功针刺麻醉》。同年11月25日，《解放日报》和《文汇报》同时刊登由博物馆傅维康教授撰写的有关针刺麻醉专版，介绍针灸历史与针刺麻醉机制的探讨。此后，外文出版社选用《文汇报》刊登文章，翻译成英、法、德、日、俄、西班牙、朝鲜、越南文，收入在《中国的针刺麻醉》上述八种外文本中出版。

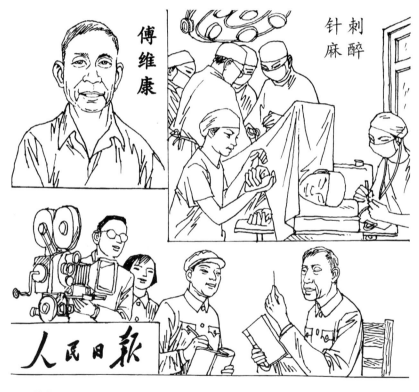

傅维康

针刺麻醉

人民日报

我国医务工作者和科学工作者创造成功针刺麻醉

33 由于中国针刺麻醉的成功应用，在世界医学界引起很大反响。小小的银针发挥神奇疗效，为配合宣传针灸历史，上海科学教育电影制片厂拍摄《中国针刺麻醉》电影。

几经周折，终于在1972年初医史博物馆启封时科教电影厂摄制组实地踏看，只见展品尘封，积灰满地，但认为有拍摄价值。于是医史博物馆重新得到装修和布置，该馆人员除少数人以外，基本归队。尘垢洗尽，上海中医学院医史博物馆这面历史古镜又显真容，它为宣传祖国优秀的古代文化又立新功。

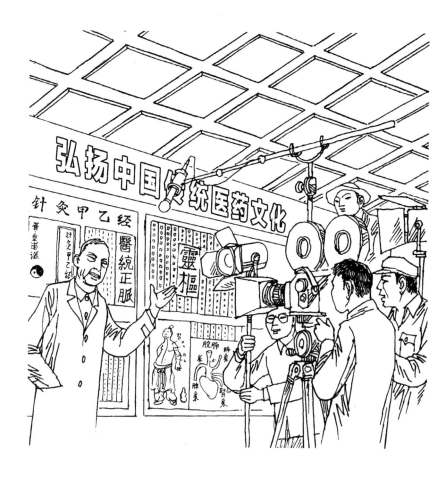

34 1973 年，上海中医学院新建 6 层的图书馆大楼，博物馆展陈在第三层。新展馆按通史顺序排列，分 12 块版面，26 个专题，另有 12 个展览橱柜。让观众在观赏文物史迹过程中，得到艺术熏陶的同时，更领悟到中医药的形成和发展源远流长。

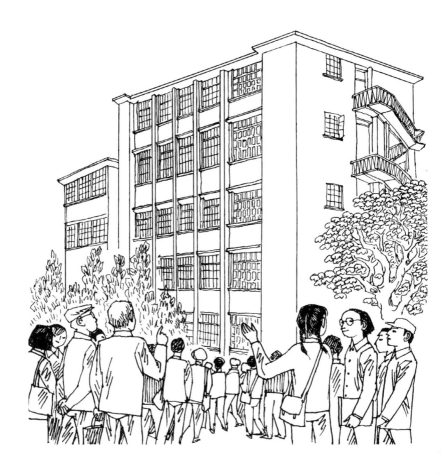

35 1975年初冬，联合国世界卫生组织副总干事兰波先生特地安排了半天时间参观医史博物馆，结束参观后说："我回到联合国后，一定建议访问中国的世界卫生组织的代表也到这里来参观。"1978年，兰波先生再度来到医史博物馆，并陪同尼日利亚、塞拉利昂、索马里、博茨瓦纳、卢旺达等国家的卫生部部长一起参观。此后，参加世界卫生组织传统医学考察团的40多个国家的代表也先后三次前来参观医史博物馆。

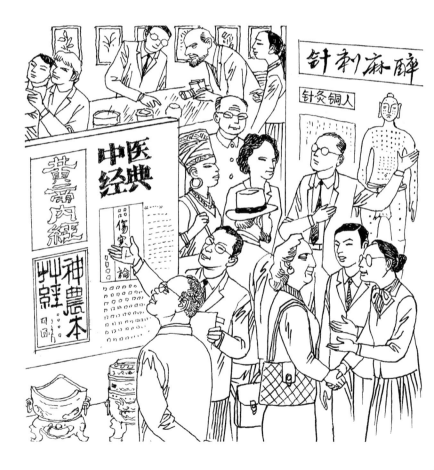

36 贾福华，1936 年考入中国医学院学习，1937 年因"八一三"事变学业中缀，肄业后复从名医丁济万深造。于 1947 年应儿科名家徐小圃传人王玉润先生之邀，进王家诊所，专业儿科，仁术精进，声誉鹊起。

　　1956 年进上海中医学院从事医史博物馆和医史教学工作，1960 年任医史博物馆副馆长，1978 年任馆长。其间，笔耕不辍，相继编写《中国医学史略》《医学杂文》《临床经验片断》等。

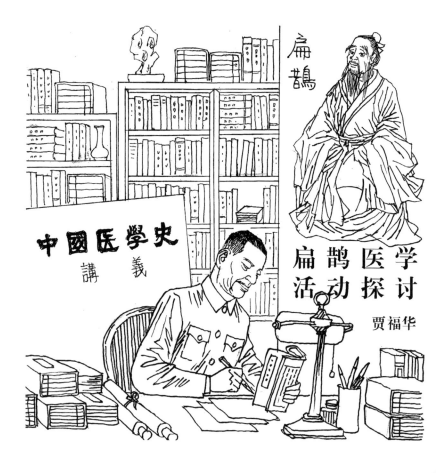

37 1979 年 10 月，中国自然科学博物馆学会筹备工作会议在江苏南通举行。1980 年 12 月，中国自然科学博物馆学会在北京举行正式成立大会，上海中医学院医史博物馆成为该学会的团体会员，傅维康被选为该学会理事。1982 年 2 月，中国博物馆协会在北京举行成立大会，上海中医学院医史博物馆成为该协会的团体会员。

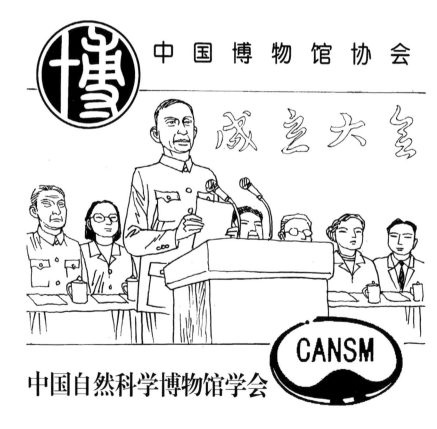

38 1987 年 9 月下旬，医史博物馆收到上海市电影局公函与电话，要求协助澳大利亚电影委员会（经中国文化部批准）拍摄介绍中国科技史的文化教育纪录片《萨那都之路》的若干中国医学史内容，傅维康馆长接受该纪录片摄制组采访后，陪同参观博物馆并对陈列文物讲解介绍，该摄制组选拍了一部分陈列室空间、文物和展出。

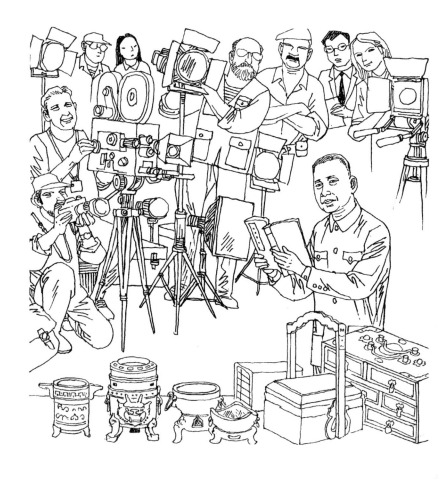

39 1988 年 7 月,医史博物馆建馆 50 周年,举行了隆重的系列庆祝活动。时任卫生部副部长、国家中医药管理局局长胡熙明题词"收集整理医史文物是振奋民族精神之大业"。国学家、科技史学家胡道静,上海博物馆馆长马承源,医史学家李经纬、程之范等为医史博物馆50 周年题词。科技史学家李约瑟、医史学家文树德博士也发来了贺信。博物馆设计制作了 50 周年铜质圆形纪念章,一面图案为镇馆之宝针灸铜人;另一面图案为馆藏明黑釉葫芦瓶,周边设计 50 个圆点,一是代表药丸,二是表示医史博物馆建馆 50 周年。1988 年时值明代医家李时珍诞辰 470 周年,博物馆委托美术设计师彭天皿设计制作李时珍铜质纪念章。

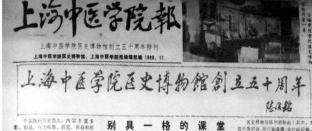

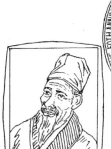

李时珍 1518-1593

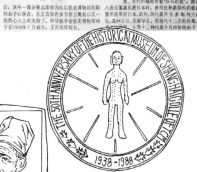

纪念章

40 根据王吉民创办博物馆的三个主要目的：① 搜集历代医史文物，"妥为保存，以免散失"，使"国粹不致外流"。② 将所收藏之文物，"供学者研究，藉以考察医学之变迁，治疗之演进"。③ "对学生为有效之教授方法，对民众可作宣传医药常识之利器"。博物馆长期坚持把科研工作放在十分重要的地位，历任馆长身体力行，带头进行科学研究，取得了一批重要成果。先后出版了《中文医史文献索引》《中国医学外文著述书目》《中国医史外文文献索引》《针灸文献索引》《中药学史》《针灸推拿学史》等，博物馆逐步形成一支中医文史学科群队伍，成为一个中国医学史研究的基地。随着社会对博物馆职能要求的提高，博物馆还注重将研究成果与教育、科学普及相结合。先后出版《上海中医药博物馆馆藏珍品》、《中医名家的故事》（视频）、《小学生中医药传统文化教育系列》、《闻香识本草》（视频）等。

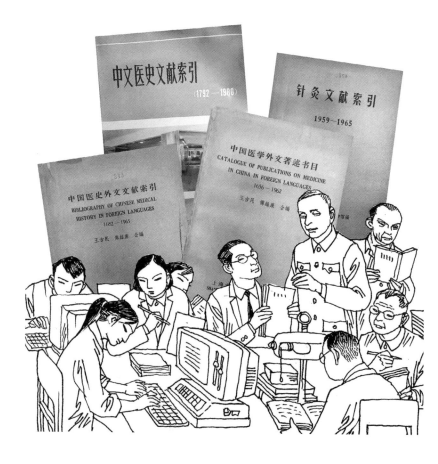

41 由博物馆傅维康教授和四川大学博物馆陈德福发起、组织的全国第一个高校博物馆学术团体——中国博物馆协会高等学校博物馆专业委员会于1994年成立，傅维康教授当选首届主任委员。中国博物馆协会高等学校博物馆专业委员会成立之后，在业界取得了广泛的影响。之后，吴鸿洲馆长继任主任委员和名誉主任委员。

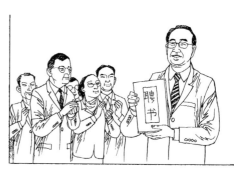

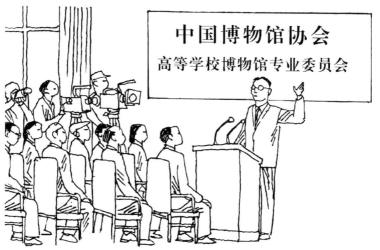

42 1998 年 5 月初，上海中医药大学医史博物馆恢复属学校和中华医学会双重领导，以学校为主。在 5 月 12 日，中华医学会 / 上海中医药大学医史博物馆 60 年庆典暨学术研讨会上举行了揭牌仪式。

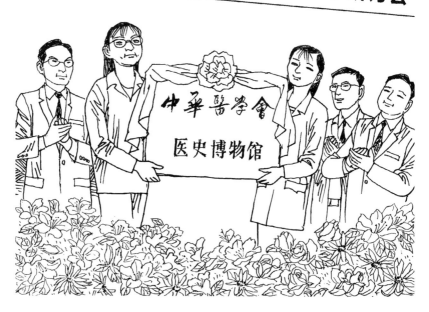

43 在各兄弟省市文物管理委员会、博物馆的大力协助和支持下，馆藏文物品种越来越丰富。上海市文物管理委员会曾支援了大批医史文物，如宋八卦星月纹铜串铃，明獬豸铜熏、炼丹铜炉，清药杵臼、八角铜手炉、长方脚炉等。之后，上海博物馆还调拨了 6 000 年前的井圈，并借展明代文徵明所写有关针灸治病内容的墓碑等。北京自然博物馆支援新石器时代的砭石，陕西省博物馆提供秦代下水道管和汉代鎏金铜熏炉等文物，山东省博物馆赠送石质按摩器，中国中医研究院药物研究所支援马王堆出土药物——桂皮、花椒、茅香，苏州市博物馆赠送骨针和云母片，福建省博物馆赠送宋代水银，南京市文物管理委员调拨晋代丹丸，泉州海外交通史博物馆调拨宋代药物——木香、沉香等，故宫博物院调拨一批文物，其中有"清御制如意金黄散"药方和"清御制平安丹"药方。这些都是医药文物珍品。

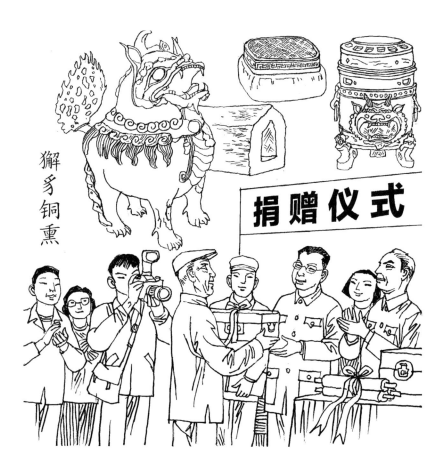

獬豸铜熏

捐赠仪式

44 个人捐赠的文物品种范围也十分广泛，有青铜器、瓷器、竹木器、象牙、骨器、玉器、画像、塑像、书画手迹等。如有张骧云膏方处方、脉案，抗日战争时期傅连暲木药箱，陈筱宝、石筱山、程门雪处方，吴昌硕行书七言五尺，何鸿舫、桂复隶书对联等。其中，1986年在上海中医学院名誉院长王玉润教授和沈家麒教授访美期间，旅美著名中国古董、古画鉴定家，远东艺术公司总裁曹仲英先生把自己珍藏的一幅清代晚期第一流的岭南派大师苏仁山（长春）的画，送给了博物馆。画面上是两位秦代名医——医和、医缓的图像。此画原为孙中山先生的医生——李岂劳博士所收藏，画上还有岭南派大画家高剑父的题跋。这幅画无论从艺术欣赏价值或收藏价值来说，都是非常宝贵的。馆藏的许多医史文献资料也是各界人士捐赠的。

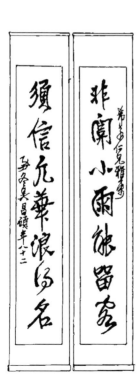

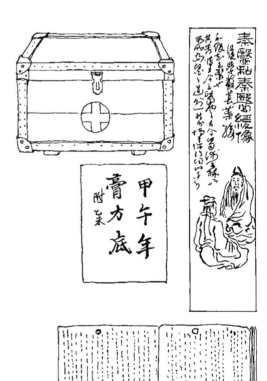

45 这一时期文物藏品征集不仅得到学校经费的支持，还得到很多专家的帮助。他们拥有丰厚的考据学方面知识和独到的文物鉴赏能力，为文物征集工作提供了坚实的保障。博物馆从文物商店、古玩市场等购买了明高县医学记铜印、唐黄釉脉枕、明镂空熏球、明炼丹炉、明木瓢（托钵）、明檀香切药刀、清青花药瓶等文物，进一步丰富了馆藏。

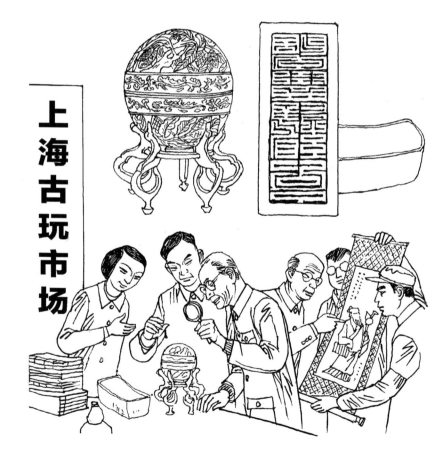

46 2003 年，实施上海市高校布局调整规划，上海中医药大学整体搬迁至浦东张江高科技园区，利用此机会，为博物馆单独建造了单体 3 层大楼，并将其布局在校园的最佳位置。全馆建筑面积 6 314 m²，其中第一、第二层为医史博物馆，第三层为中药标本馆、校史馆。

2003 年 10 月，上海中医药大学 / 中华医学会医史博物馆、中药标本室、党史校志编辑办公室，合并组建为上海中医药博物馆，同时保留上海中医药大学 / 中华医学会医史博物馆名称。2004 年 2 月 16～18 日，根据学校搬迁领导小组"精心组织，极端认真，细致周密，万无一失"的搬迁要求，医史博物馆、中药标本陈列室从零陵路校区平安搬迁至新校区。

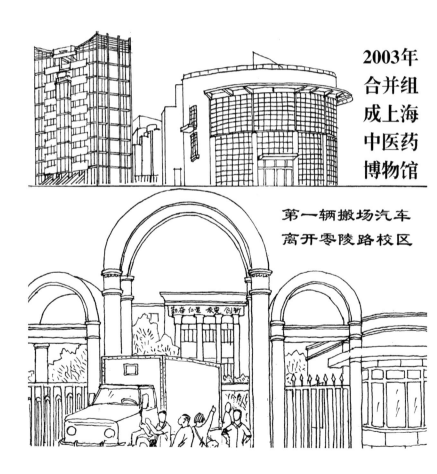

2003年合并组成上海中医药博物馆

第一辆搬场汽车离开零陵路校区

47 上海中医药博物馆组建前，仅有医史博物馆陈列室 240 m²，展示展品 1 214 件，以中国医学发展史为展示内容。上海中医药博物馆组建后，占地面积 2 200 m²，展览面积 4 300 m²。其中一楼医史综合馆介绍各个历史阶段中医药的突出成就和著名医家的主要活动，展示中医 5 000 年发展的基本脉络；二楼养生康复馆、针灸推拿馆、中医文化馆、中药方剂馆、中医科教馆，简要反映中医药在康复养生等各个领域的发展成就。一楼综合馆和二楼 5 个分馆展项展品 1 060 余件（套）。三楼中药标本陈列馆展品 1 500 多件；校史陈列馆陈列图片、实物 700 多件，扼要介绍并反映上海中医药大学自 1956 年创建以来的发展历程。全馆展项展品合计 3 200 余件。

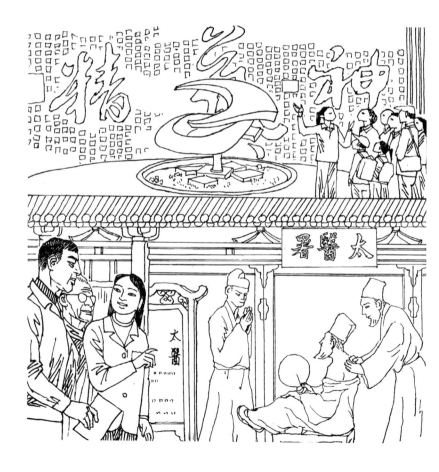

48 在新成立的上海中医药博物馆的三楼东侧是中药标本馆，有麝香、野山人参、冬虫夏草等名贵珍稀药材标本；矿物类精选标本；以根茎花、叶、果实种子、全草入药的药材标本；中药炮制加工器械等展品，通过中药形态、功效、产地等介绍，向观众传播中药科学知识。许多在《本草纲目》中记录和描绘的中药材在这里以原药材、浸制标本、剥制标本、腊叶标本、药材饮片等形式进行展示，让人感到李时珍的这部东方药学巨典离我们并不遥远。腊叶标本、"道地药材"系列标本、中成药标本，主要来源于自采、征集和私人捐赠。历经几十年不断发展，已成为一个集教学、科研、对外交流和展示、科普宣传为一体的多功能中药标本展馆。

标本馆

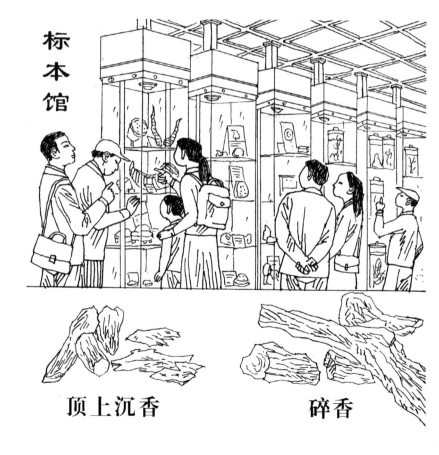

顶上沉香　　　　碎香

49 2006 年，在上海市科学技术委员会的大力资助下，建造了"百草园·杏林苑"，整个园区被设计成八卦形与位于博物馆的"阴阳鱼"造型相对应。"杏林苑"栽种杏树 320 株，由学校教职员工和校友认养。每到农历二月杏花绽放时，全校师生都会不约而同地来此留影，是上海中医药大学的十大美景之一。"百草园"有下沉式广场、多媒体教室、暖房、人工小溪和喷水池等，种植 600 多种药用植物。

2020 年，在浦东新区政府及张江集团的大力支持下，百草园于搬迁至吕家浜公共绿地，成为中医药文化园的"园中园"。将原来百草园的植物移栽至文化园内，并把李时珍塑像移至学校与百草园的入口处。同步在文化园内增加条石长廊、葫芦凳、藤蔓架、碎石小路等景观，做到层次起伏、错落有致、四季有景，开拓在区域内部小道，方便游客近距离观察草药。新百草园分 14 个主题园区，核心区域 7 200 m²，配备专业的标牌标识介绍，集专业性和观赏性于一体。

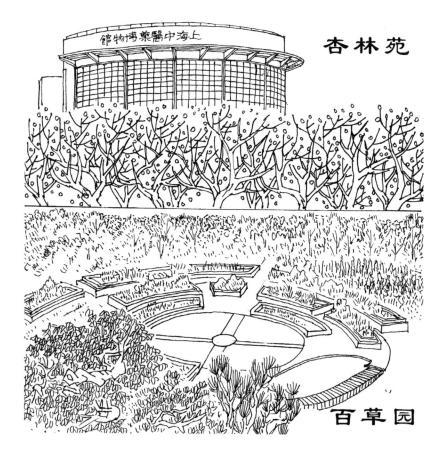

杏林苑

百草园

50 上海中医药博物馆建设项目被列为 2004 年度上海市科普实事工程项目。其展陈"中医药千年回想——中医药发展历程展"坚持"传统与现代结合、内涵与形式结合、借鉴与创新结合、中医与文化结合、中国古代哲学与中医学结合、中医学理论与临床成就结合",使学术性较强、比较枯燥的陈列内容变得生动活泼,通俗易懂,因此获上海市科学技术普及奖三等奖。上海中医药博物馆作为全国科普教育基地、全国中医药文化宣传教育基地,常年来为弘扬科学精神、宣传科学思想、推广科学方法、普及科学知识做了许多工作。出版的《中医名家的故事》作为"面向青少年的中医药系列科普读物"之一,获得 2019 年上海市科学技术普及奖一等奖。参与的"新冠肺炎中医药防控系列科普体系的创建与推广"项目获 2020 年上海市科学技术普及奖一等奖。参与的"中医药文化教育资源建设及推广——大中小学贯通融合的传承与创新教育实践"项目获 2022 年上海市教学成果奖特等奖。

上海市科学技术奖励大会

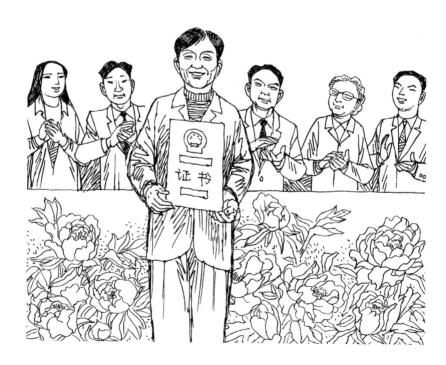

51 博物馆致力于通过展览和各类主题活动宣传中医药知识，弘扬中医药文化，提高民众健康理念，促进民众健康生活，每年开展中医药主题活动100余场，开设各类讲座近100堂，形成"杏林科普"博物馆科普品牌活动和"岐黄博苑"博物馆学术品牌活动两大自主品牌。每年结合全国科普日、科技活动周、中国民俗传统文化节日等，以"请进来"和"送出去"多种方式，开展"灵丹妙药动手做""闻香识本草""国医节""迎新健身跑""小神农大赛"等多种竞赛、讲座和主题活动。同时，博物馆还充分利用大学生文化素质教育平台，不仅为医学生提供医史医德教育，还培养大学生志愿讲解员、开设"人文实践"课。

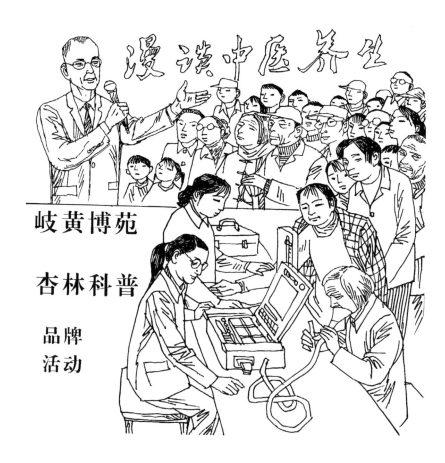

52 2016 年，博物馆完成了为期 9 个月的提升改造后，焕然一新的博物馆分为原始医疗活动、古代医卫遗存、历代医事管理、历代医学荟萃、养生文化撷英、近代海上中医、本草方剂鉴赏、当代岐黄新貌八个专题，反映了中医学在各个历史时期取得的主要成就。5 月 18 日，中华医学发展史陈列展暨第 40 个国际博物馆日 "中医药文化景观进社区" 研学活动启动仪式隆重举行。

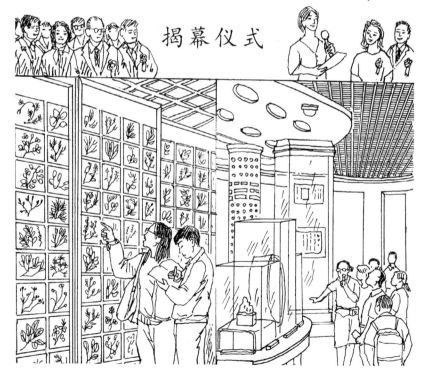

53 2018 年，中华医学会 / 上海中医药大学医史博物馆建馆 80 周年系列纪念活动隆重举行。自 2018 年新年伊始，博物馆开展了"迎新健身跑"、"第五届讲解比赛"、"新安医家墨迹展"、"闻香识药"科普活动和"国色天香医艺相融——汤兆基牡丹艺术展"等纪念活动。11 月，举办"岁月留珍——中华医学会 / 上海中医药大学医史博物馆建馆 80 周年回顾展"。11 月 14～16 日，召开中华医学会医史学分会第十五届第二次学术年会暨中华医学会 / 上海中医药大学医史博物馆建馆 80 周年研讨。中华医学会党委书记苏志在开幕致辞中对博物馆建馆 80 周年表示热烈祝贺，就博物馆在医学会创办时期的文物收藏工作给予了高度评价。国医大师、全国名中医、中医院校老校长一行 22 人在上海中医药博物馆召开"中华医学会 / 上海中医药大学医史博物馆建馆 80 周年纪念活动——名医大师高端圆桌会议"。会议前，老专家们纷纷为博物馆建馆 80 周年纪念留下墨宝，国家级名老中医栗德林题词："国宝遗存，永放光彩。"甘肃中医学院原院长张士卿题诗一首："老树新枝生力强，杏林春暖硕果香，造福桑梓功德著，大美中医谱新章。"

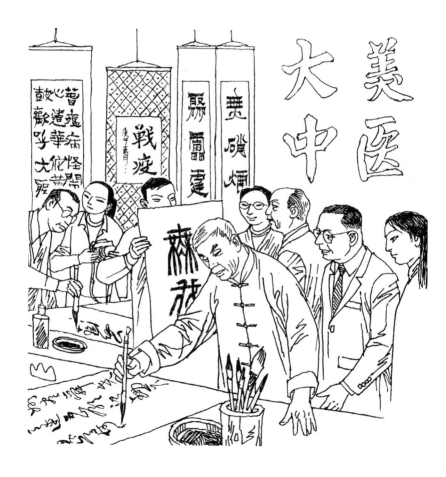

54 上海中医药博物馆作为中医药文化传播使者，先后到美国、英国、法国、比利时等13个国家举办中医药文化展。每个展览都配合了主题讲座、互动体验活动和民乐武术表演等，体现了"建立多形式、多层次、多维度的中医药国际传播方式，展示中医药的发展成就和成果，促进中医药更广泛地走向世界，服务人类健康"的宗旨。

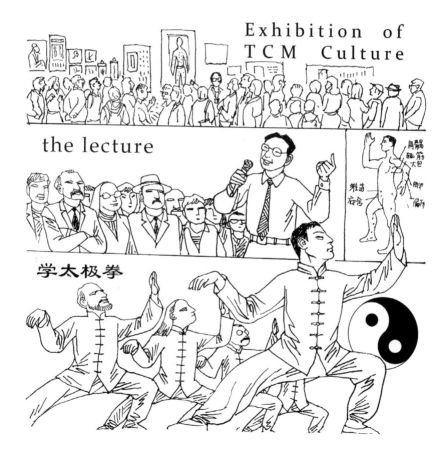

Exhibition of TCM Culture

the lecture

学太极拳

55 2020年6月，上海交通大学—上海中医药大学全球中医药文化与创意研究中心挂牌仪式在上海中医药博物馆举行。研究中心致力于中医药文化的科普传播和大众推广，并针对中医药传统文化的传承与文化推广搭建一批文化传播平台，打造更多适合面向大众的中医药文化体验项目与文创产品，助力中医药文化的普及与传播。早在1981年博物馆就有文创设计，设计制作了铜质铸孙思邈像章。1982年博物馆又以医史博物馆收藏的明黑釉葫芦瓶和明獬豸铜熏为图案，设计铸制两种铜质纪念章。1988年设计制作铜质李时珍纪念章等。之后博物馆还设计五行棋、五行牌、博物馆图章、明信片、扇子、杯垫等各类中医药文创产品。中心成立后设计的时令中草药香囊，医缓医和图笔袋、环保袋，以及"灵兰"书签、生肖文件夹、中草药手账等一系列文创产品陆续"上线"，让传统中医药文化绽放出时尚的光彩。

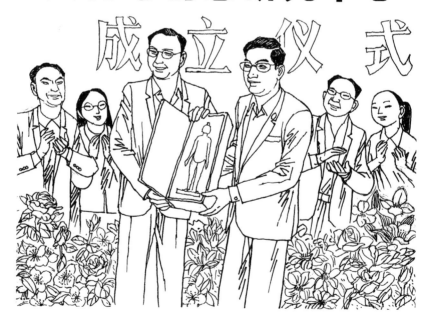

56 现今博物馆文物藏品已达到 14 590 件，征集的主要途径是接受捐赠和购买。随着文物博物馆事业的发展，博物馆也开始注重"为明天而收藏今天"。新型冠状病毒感染防治期间，博物馆第一时间发出征集公告，征集到"第四批国家中医医疗队（上海）队旗附医生签名"等数百件抗疫见证物。同时，博物馆通过捐赠、调拨、购买等方式不断丰富馆藏。如捐赠的藏品有：青海红十字医院院长张建青捐赠的马家窑文化陶器；郁慕馨（张伯讷遗孀）捐赠的张氏医案、处方及古琴；邵允明捐赠的吴昌硕题李霖斋诊室挂匾（木）；维智捐赠的"特配"章及古书；许四海捐赠的手工紫砂壶；项斯玲夫妇捐赠的名家字画；林乾良捐赠的"春晖"名医书法。调拨的藏品有：上海科技馆调拨的中药标本云母等。使用专项征集经费购买有：唐云花鱼画；古八卦瓶；朱孔阳菊花图等。

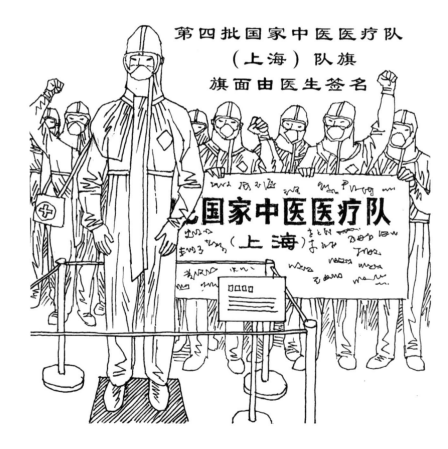